AF463453

Leuret

Traitement des
idées ou conceptions
délirantes.
(2)

Te 65
11

Te 66 11

DU
TRAITEMENT DES IDÉES
OU
CONCEPTIONS DÉLIRANTES,

PAR M. LEURET,
MÉDECIN A BICÊTRE.

EXTRAIT DE LA GAZETTE MÉDICALE DE PARIS.

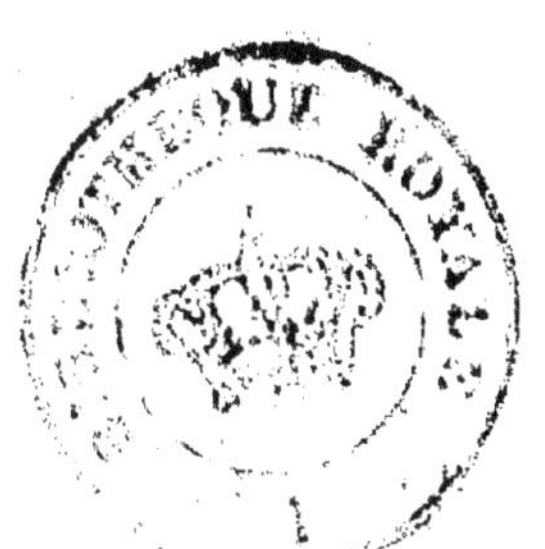

DU TRAITEMENT DES IDÉES OU CONCEPTIONS DÉLIRANTES.

Dans mes *Fragmens psychologiques sur la folie*, j'ai distingué les hallucinations des conceptions délirantes : cette distinction n'intéresse pas seulement l'histoire de la folie, elle est de la plus grande importance pour la pratique. Le traitement des conceptions délirantes et celui des hallucinations doit être établi sur des bases différentes : le premier consiste surtout dans l'emploi des moyens moraux, le second dans l'emploi simultané des moyens moraux et des moyens physiques. Un traitement actif peut, dans l'espace de quelques jours, triompher des premières; les secondes sont plus tenaces, plus sujettes à se reproduire et ne peuvent être attaquées de front, que dans un petit nombre de cas. Le raisonnement et l'expérience sont ici parfaitement d'accord, mais rappelons en peu de mots, ce que sont les hallucinations et les conceptions délirantes.

L'hallucination est une perception analogue à la perception des objets situés hors de nous; elle prend toutes les formes des sensations, et on pourrait lui donner pour siége l'origine des nerfs qui vont aux organes des sens; elle dépendrait d'une modification de ces nerfs analogue à celle que produisent les objets des sensations : ainsi, l'halluciné entend, voit, flaire, goûte, sent, tandis qu'aucun objet n'est à portée de ses organes. La conception délirante est tout autre chose : c'est une création de l'esprit, c'est une idée qui n'a pas sa raison d'existence dans une perception. L'hallucination est une *sensation*; la conception délirante est une pensée.

Il suit de là que, dans le cas d'hallucination, ce n'est pas seulement une erreur de l'esprit qu'il s'agit de combattre, mais aussi une aberration de la sensibilité : cette aberration est même le phénomène principal, générateur, celui d'où découle le délire de la pensée. Dans le cas de conception délirante, c'est une simple erreur de l'esprit. Ainsi tel homme las de sa misère, imagine qu'il vient de faire un immense héritage et se complaît dans cette idée au point qu'il finit par la croire réelle; tel autre se dit roi ou empereur sans que personne lui en ait jamais parlé, sans qu'il ait éprouvé aucune perception de laquelle il ait pu le conclure; ils ont chacun une conception délirante. Or, une conception de cette nature et ainsi produite, pourvu qu'il ne s'y mêle aucun autre phénomène d'aberration mentale, ni aucun symptôme de paralysie, cédera, dans le plus grand nombre des cas, à un traitement purement moral, surtout si le malade est dans la force de l'âge et d'une bonne santé physique.

Un jeune homme dont j'ai rapporté l'histoire, il y a quelques années, et qui se trouvait dans ce cas, a été guéri en fort peu de temps. Il se disait fils de Napoléon et regardait avec un souverain mépris tous ceux qui étaient d'un naissance inférieure à la sienne, c'est-à-dire tout le monde. Pendant longtemps, il avait, par ses idées orgueilleuses, fait le désespoir de sa famille; neuf mois durant, il était resté dans une maison de santé, soumis, sans résultat, au traitement ordinaire, lorsque, sur la proposition et d'après les conseils de mon excellent maître, M. Esquirol, j'entrepris de le guérir. D'abord je lui cherchai querelle; cela m'était nécessaire pour agir envers lui avec sévérité, et il me fut facile d'en trouver l'occasion sans aucune apparence d'injustice. Je n'eus pour cela qu'à lui apporter une lettre venant de son père, et à exiger qu'il y fît une réponse convenable. Il répondit en conformité de ses idées vaniteuses. Je le fis mettre au bain et je lui donnai une forte douche. Rendu attentif par cette dure admonition, et humilié de l'avoir reçue, il sentit sa dépendance et pleura abondamment. J'allai vers lui pour le consoler et surtout pour lui faire entendre raison. Il ne résista pas, convint de ses erreurs, de ses torts, et dans l'espace d'un mois, tout était fini.

Je viens d'obtenir, à Bicêtre, un succès analogue dans un cas, en apparence plus difficile, car la maladie datait de dix-neuf ans au moins.

Un homme âgé de 45 ans, d'une santé robuste, autrefois garçon boulanger, et qui a servi dans un régiment d'infanterie où il n'a pas dépassé le grade de sergent, s'est avisé qu'il était lieutenant, puis capitaine, puis major, puis maréchal de France, et son délire montant toujours, de maréchal de France il s'est fait parent de Napoléon. Si la folie de cet homme consiste uniquement en cela, me dis-je, malgré l'ancienneté de sa maladie, on doit pouvoir le guérir; examinons-le. Je le fais donc venir près de moi, et je cause avec lui.

Pour qu'il consente à causer je l'amadoue par des paroles caressantes et flatteuses, mais qui n'ont aucun rapport avec son délire; puis je me fais raconter tout au long l'histoire de ses premières années. Il me parle avec détails de ses père et mère, de ses frères et de ses sœurs, de ses compatriotes, de son état de boulanger, de ce qu'il gagnait, de ce qu'il dépensait, de ses plaisirs et de ses espérances d'autrefois. Comme il voit que je prends plaisir à l'entendre, il prend lui-même plaisir à raconter. Sa conversation est pour moi un double motif de joie: d'une part j'acquiers la preuve qu'il n'a rien perdu de sa mémoire, de l'autre, j'ai la certitude d'avoir obtenu sa confiance, ce qui doit le rendre plus sensible à la querelle que je lui prépare. Pendant notre causerie, lorsque je le vois arriver à l'époque de sa vie où il a commencé à délirer, je le fais rétrograder bien vite, parce que je veux le retenir longtemps sur l'époque où il a été raisonnable, afin de le bien pénétrer des idées et des sentimens qu'il avait avant sa maladie. Je le laisse enfin arriver au temps où il a été militaire. D'abord il en parle fort modestement et comme il convient au grade qu'il occupait dans les rangs de l'armée; j'interroge ses passions, une seule se montre vive et forte, la vanité. Il a connu un homme en place qui n'aurait jamais souffert qu'un inconnu lui adressât la parole : c'est insulter quelqu'un que de l'aborder même respectueusement, à moins qu'on ne soit son égal. Amené sur ce terrain, je n'ai qu'à laisser dire le malade pour qu'il s'enferre de lui-même. Sa figure auparavant calme, s'anime, devient sérieuse, et il me raconte qu'il a été fait lieutenant, capitaine, etc., etc. Je l'interromps et je lui dis d'un ton sévère. « Croyez-vous que je sois d'humeur à m'entendre conter de pareilles impertinences ? Vous êtes un garçon boulanger et c'est vous-même qui venez de me l'apprendre. Je me sentais tout à l'heure porté à vous obliger, mais les mensonges que vous venez de me débiter vous rendent indigne de mon intérêt. Retirez-vous. » Il est tout interdit et cherche à me prouver qu'il a raison. Je refuse de l'entendre et j'ordonne aux gardiens de l'emmener.

On voit, par le résultat de cette première entrevue, quel a été le commencement de sa maladie; une excessive vanité. Cette vanité a été si forte que pendant les sept premières années de son séjour à Bicêtre, le malade n'a parlé à personne. Conséquent à l'idée qui le faisait parent de Napoléon, tous ses commensaux, les employés de l'hospice, les médecins étaient au-dessous de lui, et c'était presque l'insulter que de lui adresser la parole, aussi n'obtenait-on rien de lui que très-difficilement et ce n'est qu'à grande peine qu'on était parvenu à le raser. Quand on le laissait tranquille, il était assez doux, et, depuis plusieurs années, il consentait à causer pourvu qu'on ne lui contestât pas ses honneurs et ses grades; mais jamais il ne se livrait à aucun travail et passait la journée à se promener et à rêver.

Le lendemain, à la visite, je lui fais dire de venir me parler, et comme il n'y consent pas, on le force à venir. Je le remets sur le terrain de la veille et je m'aperçois que la nuit ne lui a servi de rien, ses idées vaniteuses ne sont pas même ébranlées. Je le fais mettre au bain et je tente un dernier effort pour le ramener à la raison. Je veux, lui dis-je, vous épargner l'humiliation de la douche, de cette punition que je n'inflige qu'aux hommes méchans, aux menteurs et aux mauvais sujets. Vous, honnête garçon, bon ouvrier, vous y exposerez-vous? Ne conviendrez-vous pas de vos erreurs et ne vous déciderez-vous pas à écrire à vos parens pour leur témoigner le désir d'aller travailler avec eux de votre état de boulanger? D'abord il se tait; mais comme j'insiste pour avoir une promesse, il me refuse tout net. Je lui donne la douche, et parce que je veux qu'il n'en prenne pas l'habitude, je la lui continue jusqu'à ce qu'il me paraisse en être très-tourmenté. Alors je lui dis : « Je cesse pour un moment, afin de savoir votre réponse, car nous allons continuer de laisser couler l'eau, pendant une heure ou deux. Les quelques secondes de douche qu'il vient d'endurer lui suffisent; il renonce à ses prétentions, et promet d'écrire à ses parens. Alors, je redeviens doux et prévenant envers lui, je l'encourage dans sa bonne résolution, et je lui propose pour le jour même, après qu'il aura écrit, une promenade dans l'intérieur des cours de l'hospice, et pour plus tard, des promenades au-dehors, en attendant sa sortie définitive. Il est content de moi, et, en nous quittant, nous sommes les meilleurs amis du monde. Pendant la journée, il écrit à son père et m'envoie sa lettre; je lui propose quelques corrections qu'il accepte sans peine. Le soir, nous faisons la promenade convenue; il en est enchanté. Le lendemain, nous allons au dehors : il croit revivre en voyant la campagne, et en regardant Paris dont nous sommes si près et où je lui promets de le laisser aller bientôt. Nous parlons de son état qu'il veut reprendre, de sa famille dont il n'a pas eu de nouvelles depuis dix-neuf ans; de la politique... il en était encore au règne de Louis XVIII, et ne savait presque rien de ce qui s'était passé depuis.

S'il était homme capable et d'un esprit cultivé, la nouvelle vie de son intelligence eût été extrêmement intéressante à observer : mais, simple ouvrier et n'ayant reçu qu'une instruction élémentaire très-faible, il avait peu de chose à faire pour se retrouver tel qu'il était auparavant.

Je lui propose d'aller visiter la boulangerie de l'hospice, il y va : là on lui dit qu'un ouvrier vient de tomber malade et qu'étant de la partie on lui serait bien obligé s'il voulait donner un coup de main : il y consent. Maintenant, dès quatre heures du matin, il est au travail, se trouve plus heureux qu'il ne l'a été de longtemps et n'a pas d'autre désir que de reprendre son état. Quand il était oisif, sa tête *papillonnait*, dit-il ; maintenant qu'il a de l'occupation, cela ne lui arrive plus, et il se croit entièrement guéri. Pour moi, je ne regarde pas sa guérison comme achevée, il a des habitudes de vanité qui ne peuvent pas disparaître en quelques jours, et qui seraient même capables de ramener les idées délirantes si le malade était trop tôt soustrait à la surveillance dont il est entouré. Mais il est sorti de l'ornière dans laquelle il a longtemps croupi ; il est revenu à la vie commune, à son travail journalier ; le reste ne sera plus, je l'espère, qu'une affaire de temps et d'éducation.

Ce fait m'a causé du plaisir, mais il ne m'a pas étonné ; avec de la force, de l'adresse et de la persévérance, il est peu d'idées de la nature de celles dont il est ici question, qu'on ne puisse faire déloger de l'esprit. Une passion aveugle les y a introduites ; qu'une attention soutenue les repousse. Et quand un malade me dit : je ne puis pas rejeter cette idée, car je la crois vraie, j'exige encore qu'il la rejette, ne fût-ce que du bout des lèvres. En cela, tout étrange que puisse paraître ma prétention, cette prétention découle directement de l'observation des malades. En effet, comment les idées délirantes s'emparent-elles de l'esprit, dans le plus grand nombre des cas? Par l'intermédiaire d'une passion ; comme une chose que l'on désire ou que l'on craint, mais que dans le principe, on sait être fausse. La première fois que cette idée se présente, on la repousse ; ensuite on s'en occupe, puis on la garde, puis elle devient dominante et exclusive. Eh bien ! qu'à l'aide d'une passion, quelle qu'elle soit, vous fassiez arriver à l'esprit une pensée contraire à la pensée malade, cette pensée sera d'abord rejetée ; ne vous rebutez pas ; revenez souvent à la charge et de toutes les manières ; la bonne pensée entrera peu à peu et chassera la pensée malade. Surtout, dans un pareil traitement, il ne faut pas désespérer trop promptement, ni insister longuement sur un moyen déterminé. Les seuls bons remèdes sont ceux qui guérissent ; lors donc que celui dont vous faites usage n'a pas de succès, prenez-en un autre ; choisissez dans l'esprit de celui que vous voulez guérir, la passion que vous pourrez le plus facilement mettre en jeu et qui vous fournira le plus puissant levier.

Un tort très-grave, et malheureusement trop fréquent, que les personnes vivant avec les aliénés ont envers ces malades, c'est de se conformer à leurs idées. On croit rendre service à un aliéné en lui donnant la qualité qu'il s'attribue, c'est ce qu'on peut faire de plus mal contre lui, car c'est doubler sa maladie. J'ai dit que les hallucinés sont moins guérissables que les individus dont l'unique folie est d'avoir des conceptions délirantes, parce que les premiers ont un délire de sensations et un délire d'idées, tandis que les seconds ont un délire d'idées seulement. En flattant l'idée délirante d'un homme qui n'a pas d'autre phénomène de folie, par exemple, en appelant roi celui qui se dit roi, on concourt à lui persuader qu'il possède réellement la qualité dont son imagination seule l'avait pourvue; on lui donne par une sensation ce que l'autre tient d'une hallucination. Certains malades, lorsque je voulais qu'ils convinssent de l'erreur où ils étaient tombés, arguaient contre moi de l'opinion des autres. « J'ai proclamé ma royauté, me disait l'un d'eux, cela est vrai, mais ceux qui m'entouraient l'ont proclamée aussi; tout le monde en est convenu, j'ai donc raison. » Dire à un pareil malade que l'on s'est moqué de lui, que l'on a agi par condescendance ou même par ironie, il faut bien en venir là; mais il eût mieux valu ne s'être pas préparé ce surcroît de difficulté.

Je vais prouver, par un fait, à mon avis, très-concluant, l'importance du précepte que je viens de donner, en même temps que je ferai comprendre comment une idée délirante, et que l'on sait fausse, peut entrer dans l'esprit et s'y fixer. Il s'agit d'un malade qui avait voulu se faire passer pour prophète et envoyé de Dieu, auquel personne ne s'était soumis et que l'on avait enfermé dans une maison de santé. Ses discours étaient plus sensés et il commençait à renoncer à ses prétentions, lorsqu'il adressa au médecin, qui avait soin de lui, la lettre dont voici un extrait :

« Sur quels motifs, écrivait-il, vous fondez-vous pour dire que je suis atteint d'une maladie du cerveau qui, si elle n'est pas, à proprement parler, ce qu'on appelle l'aliénation mentale, en est au moins très-voisine et exige que l'on me fasse subir le même traitement médical qu'aux fous? sur ce que, direz vous, j'ai déclaré à ma famille, en votre présence, que j'étais inspiré de Dieu, et que, semblable à Mahomet, j'étais devenu un ministre du ciel, appelé à changer la législation du monde; sur ce que j'ai dit avoir trouvé la pierre philosophale, avoir la science infuse. Voilà, ce me semble, la question bien posée. Vous n'avez rien de plus à me reprocher, si ce n'est de parler avec feu, avec énergie et d'avoir ce qu'on appelle, une imagination exaltée. Mais beaucoup de jeunes gens ont l'imagination exaltée: dans les temps de révolution, dans les combats, l'imagination s'exalte et il n'est venu dans la pensée d'aucun médecin de faire donner des douches à Mirabeau, à Alexandre, à Napoléon.

» Napoléon, direz-vous, ne s'est pas dit inspiré de Dieu: cela est vrai; mais Mahomet? Il s'est dit prophète, et les médecins de son temps ne se sont pas avisés de le traiter comme fou; on l'a cru sur parole et il est encore respecté. Je n'ai pas encore eu le même succès, mais qui sait ce qui pourra arriver?

» On a dit de Mahomet qu'il était un imposteur, un ambitieux, un effronté menteur, qui cherchait à tromper les hommes pour s'élever au-dessus d'eux. Cela pouvait être contraire à la morale, au bonheur du genre humain, mais ce n'était point l'effet d'un symptôme d'une aliénation mentale.

» *Eh bien! supposez que j'aie conçu le projet de jouer en France, le rôle d'un Mahomet d'une espèce particulière, alors je suis un ambitieux, un effronté menteur, mais je ne suis point un aliéné. Vous concevrez que pour tâcher d'arriver à mon but, il fallait commencer par tâcher de tromper ma famille, pour la subjuguer d'abord, comme vous savez qu'a fait Mahomet; puis, j'ai consenti à être mené devant vous pour voir quel serait l'effet de mes déclamations boursouflées sur un homme qui, comme vous, est pénétré des idées philosophiques de l'époque. Il paraît que mon effet a été manqué, car ni vous, ni ma famille ne vous y êtes laissés prendre.* »

Ici, dans ces dernières lignes, se trouve indiqué le traitement à opposer aux conceptions délirantes: *ne pas s'y laisser prendre*; tant que la raison du malade n'est pas encore entièrement obscurcie sur ce point, il faut, par une résistance convenable, s'efforcer de le ramener dans la bonne voie ; et si, devenu lui-même la dupe de son mensonge, il est arrivé au point de croire être ce qu'il se dit, il faut lui rappeler la vérité et cela opiniâtrément.

Il y a pourtant quelques exemples de guérisons obtenues chez des malades dont on a feint de partager le délire. L'histoire suivante en fait foi.

« Un homme ne voulait plus sortir de chez lui, parce qu'il était persuadé qu'il avait des cornes à la tête : il n'y avait pas moyen de le convaincre que son front n'était pas mieux armé que celui des autres. Son chirurgien ne le contraria point : il l'assura, au contraire, qu'il avait déjà vu une pareille excroissance et aussi difforme, que la cure en était difficile et pénible, mais qu'il y avait réussi ; qu'il fallait scier les cornes à leur naissance du front. Le malade imaginaire consentit à se laisser faire l'opération. Le jour pris, son chirurgien arrive et fait un grand étalage de scies et d'autres fers, bande la tête et les yeux de son patient qui tremblait de tout son corps, et croyait souffrir des douleurs extraordinaires ; enfin, après avoir remué quelque temps les fers sur son front, le chirurgien tira de dessous son manteau une paire de cornes fraîchement sciées, les fit voir au malade qui crut effectivement que c'étaient les siennes. Il perdit son idée et cessa de garder la chambre, ne croyant plus rien porter sur son front qui le distinguât des autres hommes, d'une manière ridicule (1). »

M. Esquirol rapporte deux faits qui ont de l'analogie avec celui qui précède : dans l'un la guérison a été complète ; dans l'autre, il y a eu une rechute presque immédiate.

« Une demoiselle âgée de 18 ans éprouva, à la suite des événemens de 1815 une douleur fixe au sommet de la tête. Bientôt elle se persuada qu'elle avait, dans le crâne, un ver qui lui dévorait le cerveau. La vue du cuivre la faisait presque défaillir, et ses parens avaient été obligés de faire enlever presque toutes les dorures des appartemens. Elle ne consentait à se promener qu'avec la plus grande répugnance,

(1) V. Richard, *Théorie des songes*, p. 270.

BIBLIOTHÈQUE R...

parce que la poussière soulevée par les promeneurs lui paraissait chargée d'oxide de cuivre. Rien n'eût pu la décider à toucher à un flambeau doré, ni à un robinet de fontaine. La malade était faible, décolorée, et refusait quelquefois de manger, dormait mal et avait de la constipation. Je m'efforçai de gagner sa confiance, dit M. Esquirol : je flattai d'abord ses idées, et je lui assurai que je détruirais le ver, cause de ses maux, si elle avait le courage de se laisser faire une opération, d'ailleurs peu douloureuse. J'avais si bien réussi à persuader cette jeune personne de l'efficacité d'une opération, qu'après une de mes visites, elle se fit avec un canif, une incision au cuir chevelu. Mon confrère, M. Bigot et moi, nous fûmes aussitôt appelés, et M. Bigot fit une incision cruciale sur le point douloureux, et prit un caillot qu'il montra à la malade, en lui disant que c'était là le ver qui la faisait souffrir. Dès ce moment, la malade fut guérie. »

Dans l'autre cas, il s'agit encore d'une femme qui avait des douleurs aiguës au sommet de la tête, et qui les attribuait à la présence d'un animal qui s'était fixé là. M. Esquirol fit une incision et montra à la malade un lombric de terre qu'il lui dit avoir trouvé dans la plaie. Pendant trente-six heures, cette femme fut guérie; mais ses compagnes se moquèrent de sa crédulité, et elle retomba malade (1). Il faut ajouter que sa douleur de tête reparut comme auparavant.

Ces deux faits me fournissent l'occasion de revenir sur ce que j'entends par idée ou conception délirante : dans l'un et dans l'autre, il y a deux phénomènes distincts, la douleur de tête, et l'idée que cette douleur est due à la présence d'un animal. L'idée est un produit de l'esprit, c'est une conception délirante; la douleur est un sentiment qui ici est devenu folie, seulement à cause de l'idée qui s'y est jointe. Un double traitement a été appliqué : l'opération chirurgicale, contre la douleur physique, contre l'idée délirante, un caillot ou un ver montré aux malades : c'est le double traitement que j'ai dit convenir aux hallucinations.

On pourrait opposer à ce que j'ai avancé sur le danger

(1) Esquirol, *Des illusions chez les aliénés*. Paris, 1832.

qu'il y a de paraître partager la conviction des aliénés, les trois faits qui précèdent et plusieurs autres qui sont rapportés par différens auteurs; mais ces faits sont exceptionnels; la réussite des moyens mis en usage est peu sûre; enfin, en cas d'insuccès, la position des malades se trouve aggravée par le souvenir même du traitement qu'ils ont subi. Aussi ne doit-on avoir la condescendance dont ces faits fournissent l'exemple, qu'à défaut d'autres moyens plus rationnels, et pour ainsi dire, en désespoir de cause. On peut croire avec certitude que mon savant maître, M. Esquirol, avant de conseiller une opération qui s'accordait avec les idées délirantes de ses deux aliénées, avait tenté sans succès, les voies de persuasion, et les moyens de contrainte compatibles avec leur santé physique.

Muratori parle d'un jésuite qui se persuada si fortement qu'il était cardinal, qu'il n'y eut pas moyen de le faire changer d'idée, pendant tout le reste de sa vie. Un provincial voulut entreprendre de le persuader de l'extravagance de son imagination par raisons bien détaillées; à quoi le jésuite répondit : « Ou votre révérence me prend pour un fou ou non : si elle me croit sensé, elle me fait tort de me parler sur ce ton; si elle me croit fou, qu'elle me pardonne de lui dire qu'elle est moins sensée que moi, si elle se figure qu'elle pourra guérir un fou par de belles paroles. »

Un auteur qui rapporte ce fait, l'abbé Richard (1), est d'avis que le moyen de ramener cet homme à son bon sens aurait peut-être été de le faire cardinal, car il était très-raisonnable sur tout autre sujet, habile, modeste, enfin ayant toutes les vertus de son état. Mais quand on allait le consulter sur quelque point de théologie, de philosophie ou de critique, il ne répondait bien qu'autant qu'on entrait dans son idée et qu'on le traitait d'Eminence.

Je ne sais pas quel eût été l'effet d'une pareille concession, et c'est la première fois sans doute qu'un chapeau de cardinal a été proposé comme remède contre la folie; mais qu'eût dit l'abbé Richard, si son cardinal s'était créé pape? Et si, devenu pape, il s'était fait Dieu?

---

(1) *Théorie des sens*, p. 274.

En même temps que je traitais le garçon boulanger dont il a été question plus haut, j'avais deux autres malades comme lui fils de Napoléon. Un de ces malades, homme dans la force de l'âge, et ayant reçu de l'instruction, mais d'une humeur un peu changeante, était possédé par son idée, et tenait tête à tous ceux qui entreprenaient de le dissuader. Une seule douche l'en a débarrassé comme par enchantement. Le second, pauvre servant de maçon, portait fièrement une cocarde tricolore à son chapeau de paille, se montrait fort dur envers tous ceux qui lui contestaient son titre, et ne répondait qu'au nom de Napoléon. Deux douches ont ébranlé sa conviction; une troisième me paraît l'avoir guéri, car depuis qu'avec moi, il est revenu à des idées saines, je l'ai fait interroger par des personnes auxquelles, du temps de sa puissance, il promettait des titres et des places, et il leur a répondu qu'il n'avait à leur rendre d'autres services que des services de maçon, leur apporter des pierres et du mortier.

J'ai commencé le traitement de plusieurs autres malades plus âgés que les premiers, et qui se trouvent dans des conditions moins favorables pour la guérison. Quel qu'en soit le résultat, je le ferai connaître, car les succès et les insuccès servent également à la science.

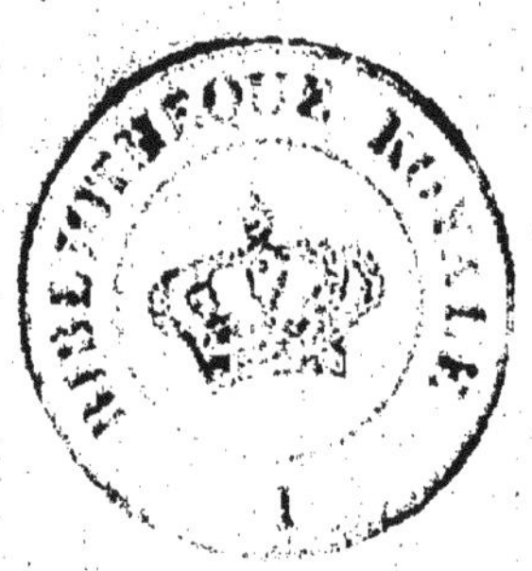

EVERAT, Imprimeur, rue du Cadran, n° 16.

www.ingramcontent.com/pod-product-compliance
Ingram Content Group UK Ltd.
Pitfield, Milton Keynes, MK11 3LW, UK
UKHW012312240726
13966UKWH00005B/1827